AF405152

RECHERCHES

CHIMIQUES ET MÉDICALES

SUR LES MATIÈRES ORGANIQUES

DES

EAUX SULFUREUSES

(BARÉGINES ET SULFURAIRES)

PAR

M. le Docteur OSSIAN HENRY fils,

Médecin auxiliaire de l'hôtel impérial des Invalides
et du Bureau de bienfaisance du IVe arrondissement,
Chef adjoint des travaux chimiques et lauréat (1858 et 1859)
de l'Académie impériale de médecine,
membre des Sociétés d'hydrologie, et d'émulation pour les sciences pharmaceutiques,
correspondant de l'Académie des sciences de Dijon, de l'Académie royale de Savoie,
de la Société impériale de médecine de Toulouse,
du Collége pharmaceutique de Barcelone, etc., etc.

PARIS

GERMER BAILLIÈRE, LIBRAIRE-ÉDITEUR,

17, RUE DE L'ÉCOLE-DE-MEDECINE,

1860

RECHERCHES

CHIMIQUES ET MÉDICALES

SUR LES MATIÈRES ORGANIQUES

DES

EAUX · SULFUREUSES

(BARÉGINES ET SULFURAIRES)

Le rôle que joue la matière organique des eaux minérales dans leurs applications thérapeutiques a été très peu étudié jusqu'à présent ; aussi nous est-il à peu près inconnu. Cependant cette matière mériterait peut-être une plus grande attention de la part des praticiens et des chimistes (1).

—————

Dans le courant de l'année 1857, M. le docteur Aulagnier, médecin principal d'armée qui exerça pendant sept années, à Baréges, comme médecin en chef de l'hôpital militaire, présenta à l'Académie impériale de médecine, un important et remarquable travail sur la glairine ou barégine des eaux sulfureuses. Ce travail divisé en deux parties distinctes ainsi résumées :

1° Qu'entend-on par barégine ; où et comment se forme cette subtance ? 2° quels sont les usages de la barégine et quelles applications en peut-on faire en médecine et en chirurgie ?

Ce travail, disons-nous, fut soumis à l'examen d'une commission composée de MM. Caventou, Chevallier, G. de

____

(1) Ch. Petit, *Étude sur la matière organique des eaux de Vicky.*

Claubry, O. Henry père et Is. Bourdon, rapporteur, et ut suivi d'un savant rapport inséré dans les Bulletins de l'Académie.

L'idée de l'application de la barégine à la thérapeutique n'est pas de date récente, comme l'a si bien rapporté M. Bourdon, mais les effets obtenus n'ont jamais été, que nous sachions, exposés avec grand soin; de plus ces substances végéto-animales étaient plutôt mises à profit comme topiques que comme médicaments internes, et n'étaient pas encore susceptibles d'une grande application médicale. M. Aulagnier lui-même, dans son mémoire, formula un doute absolu sur les vertus thérapeutiques de la barégine ; et en cela, il faut l'avouer, il n'est pas toujours d'accord avec ses devanciers qui, sans avoir réuni des faits bien concluants, pensent cependant qu'on doit attribuer à cette substance une certaine action dans les services que rendent les eaux sulfureuses à l'art de guérir.

C'est après avoir entendu la lecture du rapport de M. Bourdon, que l'Académie décida de l'opportunité que de nouvelles recherches fussent entreprises sur ce sujet encore peu étudié. En conséquence, elle manifesta à S. Ex. M. le ministre de l'agriculture, du commerce et des travaux publics, le désir que des échantillons de barégines et de sulfuraires provenant des principaux établissements de la chaîne des Pyrénées lui fussent envoyés.

Dans le courant et vers la fin de l'année 1858, de nombreux échantillons recueillis avec soin à Olette, à Bagnères-de-Luchon, à Baréges, à Amélie-les-Bains, furent expédiés au laboratoire de l'Académie de médecine sous le couvert de lettres ministérielles qui en accompagnaient l'envoi, et sur la demande de la Commission des eaux minérales, M. le docteur Jaubert, inspecteur des eaux sulfureuses thermales de Gréoulx (Basses-Alpes), envoya également un certain nombre d'échantillons sur lesquels nous reviendrons plus loin.

La Commission des eaux minérales voulut bien confier l'étude de ces divers produits aux soins du chef adjoint des travaux chimiques de l'Académie, et ce sont, messieurs, les résultats auxquels je suis arrivé dans ce travail, que je vais avoir l'honneur de soumettre à votre savante appréciation.

Pour rendre aussi complète que possible la tâche qui m'était confiée, j'ai ajouté aux échantillons de barégines et de sulfuraires qui m'étaient parvenus par la voie ministérielle, quelques échantillons de ma collection particulière, entre autres des barégines recueillies par mon père dans quelques sources des Pyrénées et de la Savoie, ou qui nous avaient été offertes. C'est ainsi que j'ai pu examiner certaines productions provenant des sources d'Aix, de Marlioz, de Challes, de Cauterets, de Gazost, etc.; de plus je m'adressai à quelques confrères qui m'envoyèrent aussi des spécimens de leurs eaux, et je suis heureux de remercier ici notre collègue M. le docteur C. Alibert, médecin-inspecteur des eaux d'Ax, qui, avec une obligeance dont je lui suis très reconnaissant, voulut bien, à ma demande, me faire parvenir un envoi de barégines et de sulfuraires recueillies dans des circonstances très variées de température, de localité, d'aération, etc.

C'est donc, muni de ces produits et bien renseigné sur leurs provenances, que j'ai pu exécuter ce travail; voici du reste la marche que j'ai cru devoir suivre pour en rendre l'exposition plus méthodique :

1° Études sur la nature et la formation des barégines et des sulfuraires dans les eaux sulfureuses; différences qui existent entre les matières organiques qui prennent naissance dans les différentes sortes d'eaux minérales ;

2° Examen et composition chimique de ces substances;

3° Emploi qu'on peut en faire en thérapeutique;

4° Bibliographie concernant l'étude qui a été faite des matières organiques contenues dans les eaux minérales, et principalement dans les eaux sulfureuses.

Études sur la nature et la formation des barégines et des sulfuraires dans les eaux sulfureuses. — Différences qui existent entre les matières organiques qui prennent naissance dans les différentes sortes d'eaux minérales.

Parmi les productions qui prennent naissance dans les eaux minérales, il en est peu qui présentent autant d'intérêt que ces végétaux cryptogamiques auxquels on a assigné le nom de *conferves*. Longtemps mal connues, ces productions remarquables ont été désignées par des noms variés rappelant soit leurs principales propriétés physiques, soit celui des sources minérales où elles se développent (1).

En effet si l'on compulse les mémoires qui ont été écrits sur cette matière (et ils sont nombreux), on est frappé des divergences qui existent dans l'opinion des auteurs qui en ont fait le but de leurs médications. La meilleure raison qui ait fait adopter ces diverses dénominations, c'est le peu de connaissances qu'on possédait sur ces singulières substances.

(1) On a successivement désigné la matière organique des eaux minérales par les noms de *zoogène* (Gimbernat, 1815), *végéto-animale* (Dispan, Magnes-Lahens), *Matière grasse, glaires* (Bordeu), *Mat. extractive animalisée* (Barbut, Bonvoisin), *Mat. colorante extractive* (Fourcroy), *Mat. subrésineuse* (Lansberg), *Mat. bitumineuse* (Pilhes), *glairine* (Anglada, Bouis), *glairigène* (O. Henry), *glairine, glairidine, zoïodine* (Bonjean), *géline* (Aulagnier), *thermaline* (Orichon), *barégine* (Longchamp), *pyrénéïne* (Fontan), *luchonine* (Barrau, A. Seguier), *daxine* (Astrié), *saint-sauverine* (Fabas), *nérisine* (Richon-des-Brus), *viridine* (J. Bourdon), *sulfurose, sulfuraire, hydrose* (Lambron), *sulfurhydrine, sulfomucose, sulfodiphthérose* (Cazin), etc.

Leur apparence est d'une extrême variété ; elles se présentent, en effet, tantôt sous forme de houppes soyeuses, blanches, jaunâtres, verdâtres ou rosées (Bagnères-de-Luchon, Baréges, Ax, Marlioz), tantôt au contraire avec l'apparence de masses mucilagineuses, rouges, brunes ou d'un vert ressemblant à de la colle de pâte, à de gélatine ou à du blanc d'œuf plus ou moins coagulé. Dans certaines sources, la matière organique qui prend naissance rappelle tout à fait par son aspect, le frai de grenouilles (Cauterets, Carcanières) ; d'autres fois elle semble formée de fibres musculaires analogues par leur couleur et leur aspect, à de la viande hachée (Olette, sources du Rocher, de la Cascade, de Saint-Joseph). Les conferves se présentent encore quelquefois sous formes de croûtes verdâtres ou rougeâtres comme les nostochs, mais le plus souvent, ce sont des filaments composés de cellules soudées bout à bout, renfermées dans un tube continu dont chaque article peut donner naissance tantôt à un grand nombre de spores, tantôt à une seule.

L'aspect de ces différentes productions est non-seulement varié, mais encore variable, c'est-à-dire que sous l'influence de la température ou des milieux dans lesquels elles vivent, elles peuvent se modifier singulièrement et affecter des caractères physiques très dissemblables. C'est ainsi que dans un même établissement thermal, des échantillons pris au griffon de la source, offrent souvent des caractères tout autres que ceux des mêmes produits recueillis dans les tuyaux de conduite, dans les salles de bains ou de douches, soit même dans les endroits où l'eau minérale refroidie ou encore chaude, se mélange à des eaux étrangères.

Ce fait a été signalé dans bien des circonstances, et il a surtout attiré l'attention de MM. Pichon et Davat, qui, à la source de Marlioz, ont signalé des échantillons de glairine blanche, brune, rose et même violacée, changements qu'ils attribuent à la seule influence de la lumière et de l'air extérieur (1).

Si les causes physiques ont une grande influence sur les transformations que subissent les substances organiques contenues dans les eaux minérales, ce ne sont cependant pas les seules, car les nuances variées que présentent ces matières tiennent fréquemment aussi à l'interposition entre les mailles de leurs tissus, de certains composés chimiques, dont les plus importants sont sans contredit les sulfures et oxydes de fer, le soufre et la silice (2).

De tous les composés ferrugineux, le sulfure de fer est celui qui a le plus d'influence sur le changement de coloration de la barégine, surtout à la faveur de la lumière. J'ai vu, en effet, des barégines mêlées de sulfuraire, provenant des sources d'Ax (source de l'Étuve) et offrant une nuance d'un rose tendre, prendre au bout de quelque temps, par la simple exposition à l'air, des teintes brunes plus ou

(1) Presque tous les auteurs sont d'accord sur ce fait, que la coloration des conferves est due à l'action simultanée de la chaleur et surtout de la lumière; voici cependant un fait qui semblerait demander une tout autre explication ; je le tiens de mon confrère et ami M. le docteur Reveil, qui m'écrivait à ce sujet :

« J'ai constaté dans le conduit de César à Cauterets, dans toute l'éten-
» due et surtout au griffon qui est situé au fond d'une galerie longue
» de plus de 100 mètres, et dans laquelle la lumière ne pénètre jamais,
» la présence de sulfuraires vertes ; c'est donc un fait constaté de viridité
» dans une obscurité complète. »

Je rapporte le fait sans commentaires ; des études spéciales dirigées en ce sens ne pourraient manquer, je crois, de conduire à d'intéressants résultats.

(2) Ces composés, affectant quelquefois des formes cristallines, sont mélangés dans la masse ; ce sont ceux qu'on désigne sous le nom de *cristaux hyalins amorphes*. Nous reviendrons plus loin sur la manière dont on peut séparer les conferves, de ces matières étrangères pour en rendre l'étude au microscope nette et facile.

moins foncées, dues sans contredit à la modification opérée par le sel de fer.

Pour terminer ce qui est relatif à ces colorations, nous dirons enfin que certains animaux microscopiques, qui font des conferves leur habitacle, ont aussi une grande part dans cette question. Chacun connaît à ce sujet les travaux importants de MM. Jolly, Filhol, Fontan, Payen, Morren, qui ont, à plusieurs reprises, signalé le fait. Parmi ces animaux les plus importants, ou du moins les mieux connus, sont :

Des infusoires (genres monas et leucophres).

Des helminthes (genres anguillula ou cholaïmus, phanoglene).

Enfin, des crustacés (genre cypris).

Le *monas sulfuraria* est un des plus abondants ; il a été remarqué pour la première fois par MM. Jolly et Fontan dans certaines barégines des Pyrénées et dans l'eau sulfureuse et froide de Saliès (Haute-Garonne) : puis, par les mêmes observateurs, à Enghien ; et enfin, par MM. A. et Ch. Morren, dans une eau de même nature, sise en Belgique.

Un mot maintenant sur l'évolution de ces différentes conferves dans les eaux minérales. Sans chercher à faire l'histoire botanique de ces singulières productions, étude qui demande des connaissances très approfondies en botanique et sur laquelle nous avouons notre incompétence, nous allons chercher à rendre aussi clair que possible l'exposé très succinct des connaissances que l'on possède aujourd'hui sur ce point de l'hydrologie.

Établissons d'abord en fait qu'il existe dans toutes les eaux minérales et potables, une substance organique, qui, dissoute, n'apparaît que par le fait de l'évaporation, et brunit alors au contact du chlorure d'or ou du chlorure de palladium. C'est cette substance que M. Lambron désigne par le nom d'*hydrose*.

Abandonnées à elles-mêmes, surtout à l'air et à la lumière, les eaux ne tardent pas à se couvrir de certains flocons, plus ou moins agglutinés ; c'est cette substance, remarquée pour la première fois par Priestley, étudiée par Sennebier, qui, dans le principe et à cause de sa couleur, fut nommée *matière verte*. Il est hors de doute que c'est à une organisation particulière de l'hydrose qu'est due l'apparition de cette singulière production. M. J. Bourdon a proposé de lui assigner le nom de *viridine*, et voici à quels caractères on la reconnaît : « Cette substance, composée de conferves, est un tissu inextricable de membranes minces et de filaments agglutinés entre eux, productions moniliformes, dans lesquelles on aperçoit une suite de points saillants qui renferment de la matière verte. Ce sont des filets simples, mais articulés, qui ne se ramifient jamais, au moins à Néris, et que Turpin classe comme Robiquet, dans les nostochs, ou avec Bory de Saint-Vincent, parmi les anabaines à double tube, cryptogames peu discernables à l'œil nu, et qui sont uniquement du ressort des micrographes. »

Mais si l'hydrose peut prendre naissance dans les eaux sulfureuses comme dans toutes les autres eaux, il est deux substances qui sont le propre des eaux sulfureuses : ce sont la glairine ou barégine et la sulfuraire, corps qui font l'objet de ce mémoire.

Longtemps la distinction de ces deux substances ne fut pas connue ; cependant, en 1742, un médecin anglais, sir Mcighan, avait déjà étudié, à Baréges, la sulfuraire, qu'il décrivit, mais sans la distinguer nettement de la glairine. En 1836, M. A. Seguier la remarqua également ; mais ce n'est réellement qu'en 1838 qu'elle fut parfaitement définie et bien étudiée par M. le docteur A. Fontan.

Nous rapporterons succinctement les caractères qui distinguent nettement cette algoïde :

» La sulfuraire est un végétal confervoïde formé de filaments très ténus, dont le diamètre, variant avec l'âge, est de 1/1200ᵉ à 1/400ᵉ de millimètres. Leur longueur, qui est aussi variable, peut être de 1 à 2 millimètres jusqu'à plusieurs centimètres, et dans les eaux sulfurées calciques plus riches en sels que les sulfurées sodiques, la sulfuraire présente des dimensions plus considérables. Soumis à l'examen microscopique, les filaments de la sulfuraire présentent la constitution suivante. Ils sont formés :

» 1° D'un simple tube transparent, très uni, cylindrique dans presque toute son étendue, arrondi par son extrémité libre, sans aucune cloison apparente dans son intérieur.

» 2° De globules ou ovules arrondis qui garnissent complétement son intérieur. »

Quant à la barégine ou glairine, elle se présente sous forme d'une matière amorphe gélatiniforme tenue en dissolution dans l'eau sulfureuse, et qui se décompose sous forme de gelée (Fontan).

C'est cette substance dissoute nommée *glairigène* ou *glairine rudimentaire* (O. Henry, *Analyse des eaux de Challes, en Savoie*, 1842), ou *sulfurose* (Lambron), ou *sulfurhydrine* (Cazin), qui, en se concrétant, donne naissance à la glairine en gelée proprement dite.

Ici deux opinions sont en présence, et jusqu'ici la question n'a pas été tranchée nettement ; nous nous contenterons de rapporter ces deux opinions sans commentaires, mais dans notre manière de voir, nous penchons pour la seconde. Pour les uns, et dans ce nombre, nous plaçons MM. Turpin, Séguier, C. Alibert, Lambron, la glairine est le résultat de la décomposition de la sulfuraire qui donne deux portions :

1° Partie soluble *sulfurose ;*

2° Partie concrète *sulfurine* (Lambron).

Pour les autres (MM. Fontan, O. Henry, Cazin, etc.), la matière organique en dissolution dans l'eau sulfureuse, arrivée au contact de l'air, se concrète et prend l'apparence gélatiniforme. Quant à la sulfuraire, elle s'organise alors avec les conditions suivantes de développement :

1° L'eau minérale doit renfermer des éléments sulfureux ; le soufre étant pour elle, dit M. Cazin, un élément phytogénique indispensable.

2° L'eau sulfureuse ne doit pas avoir au delà de 44 à 50 degrés de température.

C'est sans doute à cette cause qu'est due la formation de houppes soyeuses de sulfuraire, lorsque certaines eaux sulfureuses de température élevée, se trouvent en contact avec des eaux douces qui en abaissent la température.

3° Indépendamment du principe sulfureux, l'eau doit contenir un principe azoté.

4° Il faut de plus que l'air ait avec les surfaces un accès facile ; c'est pourquoi on ne trouve pas de sulfuraire dans des réservoirs ou des conduits qui seraient hermétiquement clos.

Nous avons insisté à dessein sur les caractères distinctifs de ces diverses productions ; mais nous ajouterons qu'il est fréquent de les trouver mélangées les unes avec les autres, comme cela arrive dans un grand nombre de sources sulfureuses, et ce qui ne laisse pas souvent de rendre leur étude beaucoup plus difficile.

L'aspect n'est pas le seul caractère physique qu'il soit intéressant de mentionner dans les produits variés qui font le sujet de cette étude, et l'odeur qu'ils développent soit spontanément, soit après un temps plus ou moins long de conservation, n'est pas le point le moins important de leur histoire.

Cette odeur des matières organiques des eaux est extrêmement variable : ainsi, tandis que les unes rappellent celle des œufs couvés ou même celle des œufs pourris, d'autres offrent celle du bouillon, de la fécule, de la viande cuite ; lorsque l'odeur affecte celle des œufs pourris comme dans les produits de certaines eaux sulfurées sodiques (Cauterets, Bagnères-de-Luchon, etc.), cela tient soit à la réduction des sulfates contenus dans l'eau sous l'influence des matières organiques, soit à la présence des sulfures euxmêmes, ainsi au puits César à Cauterets (O. Henry).

Dans certaines circonstances, l'odeur des conferves rappelle beaucoup celle des végétaux marins. M. O. Henry constata ce fait pour la première fois, à Evaux (Creuse) ; il eut idée de la présence de l'iode dans ces cryptogames et les recherches qu'il entreprit dans ce but, furent couronnées d'une plein succès. Dans les matières organiques des eaux sulfureuses, je n'ai jamais constaté cette odeur.

Dans certaines conferves, l'odeur devient extrêmement infecte au point de rappeler celle des intestins putréfiés, ou même des matières excrémentitielles. C'est un fait que nous avons remarqué dans les différents produits provenant des sources d'Olette (sources du Rocher, de la Cascade, de Saint-Joseph).

Il est probable que dans ces circonstances, la cause la plus puissante de cette putréfaction réside dans la présence de ces innombrables animalcules microscopiques, qui, en se décomposant, exhalent l'odeur que nous avons signalée.

Quant à la barégine pure, nous partageons complétement l'opinion de M. Bourdon, quand il dit que ce composé peut se conseervr pendant des années sans altération sensible, et qu'il perd son odeur caractéristique plutôt qu'il n'en acquiert d'accidentelle, du moins quand il est pur.

L'exposition à l'air est surtout la première cause de l'odeur infecte que prennent ces composés organiques, par suite d'une fermentation ou d'une putréfaction qui s'établit au contact de l'oxygène. Cela est si vrai, que certaines barégines, celles d'Olette entre autres, prises à la source n'ont aucune odeur, le phénomène ne se manifestant qu'après un certain laps de temps. Une exposition à l'étuve suffit pour rendre ces matières complétement inodores (Bonjean). Le traitement par l'alcool permet aussi de les conserver sans odeur.

II. Examen et composition chimique des barégines et des sulfuraires.

La composition chimique des matières organiques qui prennent naissance dans les eaux sulfureuses, est intéressante au point de vue qui nous occupe et a dû, comme on le pense bien, fixer depuis longtemps déjà l'attention des auteurs qui ont choisi ce sujet pour but de leurs méditations. C'est ainsi que ces substances ont été successivement étudiées par Anglada, Lonchamps, par MM. Fontan, Filhol, O. Henry, Bouis fils, etc. Si l'on ne connaît pas encore d'une manière très nette la composition de la glairine, il est au moins admis par tous les auteurs, qu'elle est formée de principes organiques et inorganiques, et que de plus elle renferme une quantité d'eau qui souvent est considérable.

Nous allonc donc étudier successivement :

1° Comment se comportent ces substances sous l'influence des réactifs ;

2° Quelles sont les proportions d'eau que renferment les barégines et les sulfuraires ;

3° Quelle est la nature de la matière organique qu'elles renferment;

4° De quoi se composent les corps inorganiques qui entrent dans leur composition.

Action des réactifs. — Les réactifs que j'ai mis en usage dans cette étude, sont : d'abord le *chlore*. Ce corps a une action très rapide sur la plupart des substances organiques, même les plus colorées, il les blanchit et laisse alors à la substance l'apparence de plaques blanches, soyeuses, nacrées, filamenteuses.

Le temps employé pour la décoloration n'est pas le même dans tous les cas : ainsi la barégine de Barèges est décolorée en quinze ou vingt minutes, tandis qu'il faut au moins une heure pour attaquer complétement les glairines des diverses sources d'Olette et d'Amélie-les-Bains.

Au surplus, il est difficile de donner des règles précises à ce sujet, quand on se reporte à ce que nous avons dit sur l'évolution de ces singulières productions ; suivant l'exposition plus ou moins prolongée à l'air, à la lumière ou au contact d'eaux étrangères, la composition de ces substances est si sujette à varier, que l'on conçoit sans peine les difficultés qu'il y a à se rendre un compte exact de leur composition. Dans les barégines d'Olette, les portions rouges et violettes sont les plus longues à décomposer, et souvent après un contact prolongé, elles conservent encore une teinte jaunâtre.

L'acide sulfurique n'a pas une action uniforme : ainsi, il décolore très bien les barégines et sulfuraires de Baréges, de Bagnères-de-Luchon, d'Ax, etc., tandis que dans celles d'Olette il n'attaque que les parties rouges en laissant les vertes inattaquées.

Avec celle d'Amélie-les-Bains, la teinte rouge violacée a persisté quoique moins forte ; avec celle d'Aix, l'acide sul-

2

furique a donné une teinte *lie-de-vin* légèrement atténuée par une ébullition très prolongée dans l'eau, tandis que les autres réactifs, *chlore, brome, acides azotique et chlorhydrique*, etc., lui rendent rapidement la blancheur naturelle qu'un contact plus ou moins prolongé à l'air fait virer au gris plus ou moins noir.

Le degré de concentration du réactif a aussi une action bien marquée, puisque l'acide étendu modifie les barégines d'Olette dans leurs parties rouges, tandis que ce même acide concentré ne fait au contraire qu'en raviver la teinte.

L'acide sulfureux, l'acide chlorhydrique et l'eau régale, agissent à la manière du chlore, avec plus ou moins d'énergie suivant qu'ils sont plus ou moins étendus.

L'acide azotique détruit la glairine avec plus ou moins de rapidité, la masse devient jaune, et il se forme des acides oxalique et xantho-protéique.

La glairine qui se dissout très difficilement dans l'eau, puisque cette dernière n'en dissout que $\frac{1}{500000}$, est très peu soluble dans les acides que nous venons d'examiner, mais elle est un peu plus soluble dans la *potasse* et en général dans les *alcalis caustiques*. Si l'on vient à saturer par un acide la dissolution de glairine dans la potasse, il ne tarde pas à se faire un léger dépôt floconneux blanchâtre d'une matière qui possède les principaux caractères de la protéine.

Détermination de la quantité d'eau. — Pour apprécier la proportion d'eau contenue dans chacune de ces glairines et de ces sulfuraires, voici comment j'ai cru devoir opérer : une certaine quantité de la substance a été exprimée dans des doubles de papier joseph, de manière à enlever l'eau interposée entre les molécules, puis on en a pris un poids qu'on a chauffé à 100 degrés dans une

petite étuve de Gay-Lussac; on a chauffé ainsi jusqu'à des-
siccation complète, et on a obtenu les nombres consignés
dans le tableau suivant et se rapportant tous à la quantité,
100 grammes.

NOMS des établissements.	NOMS des sources.	QUANTITÉ d'eau.	RÉSIDUS	
			de la dessiccation.	de la calcination.
	Grande cascade. .	84.62	15.38	8.96
Olette.	Rocher	90.00	10.00	4.02
	Saint-Joseph. . .	90.65	9.35	6.29
	Grotte.	90.59	9.41	3.03
Amélie-les-Bains. .	. . . .	97.14	2.86	1.24
Cauterets.	Puits César . . .	98.06	1.94	1.34
Aix (1)	n° 1.	14.66	85.34	74.78
Id.	n" 2.	73.17	26.83	18.92
Carcanières	. . . .	88.68	11.32	3.96
Gréoulx	n° 1.	89.65	10.35	7.50
	n° 2.	38.34	61.66	53.33
	Nlle Bordeu, n° 7.	92.53	7.47	2.87
Bagnères-de-Luchon	Nlle Bordeu, n° 6.	91.11	9,89	4.21
	Bordeu.	88.00	12.00	5.33
	Bosquet.	81.78	18.22	13.22
Baréges	. . . .	97.88	2.12	0.75
Ax. . { Breil. . . .	Source Fontan. .	86.37	13.63	9.54
	Source de l'Étuve	88.24	11.76	5.88
Teich. . . .	Source n° 6 . . .	80.90	19.10	13.48
	S. de la Grotte. .	94.95	5.05	2.58

L'inspection seule de ce tableau fait voir de suite com-
bien sont variables les quantités d'eau que retiennent ces
barégines; ainsi, pour n'en donner qu'une idée, voici une sulfuraire de Baréges qui donne un résidu de 2,12 p. 100 et
qui contient par conséquent la quantité considérable de
97,88 d'eau, tandis qu'un échantillon pris à Gréoulx ne

(1) A ce propos, nous ferons remarquer que cet échantillon que
nous possédions depuis assez longtemps, avait sans doute perdu déjà
une grande partie de son eau, car d'après M. Bonjean la glairine d'Aix
soumise à l'étuve se réduit à 1/10° de son poids environ.

renfermera que 38,34 p. 100 d'eau et abandonnera un résidu de 64,66.

Déjà vers 1825, M. Longchamps avait trouvé que 100 parties de barégine des Pyrénées renferment :

Eau. 98
Matières solides 2

résultat qui se rapproche beaucoup de certains de ceux auxquels nous sommes arrivé.

De la matière organique des barégines et des sulfuraires. — Lorsqu'après avoir desséché à l'étuve un échantillon de glairine ou de sulfuraire, on vient à l'incinérer dans un creuset de porcelaine ou de platine, et qu'on vient ensuite à peser la masse dont on connaissait le poids primitif, on obtient une différence de poids qui représente exactement la quantité de matière organique qui a été détruite ; on constate pendant cette calcination un dégagement d'une sorte d'huile empyreumatique, accompagnée de vapeurs de carbonate d'ammoniaque, et il reste enfin une masse noirâtre, charbonneuse, très difficile à incinérer, et qui est presque entièrement formée de composés minéraux. Il se manifeste en même temps une odeur de corne brûlée bien manifeste.

Mise de nouveau en contact avec l'eau, cette glairine desséchée redevient mucilagineuse ; l'eau, comme nous l'avons dit, n'en dissout que des traces ; l'alcool, l'essence de térébenthine, les acides et les alcalis la dissolvent en petite quantité, principalement à chaud.

L'éther est sans action sur elle, de même que le chloroforme et le sulfure de carbone.

La nature mucilagineuse et comme gélatineuse du produit, sa propriété de se gonfler au contact de l'eau, et surtout de l'eau bouillante, et enfin la présence de l'azote, avaient fait penser à Anglada à une sorte de similitude entre cette matière végéto-animale, et les substances dites protéiques si abondantes dans l'économie animale ; cet esprit si sagace, et auquel l'hydrologie médicale est redevable de si beaux et si utiles travaux, avait donc étudié simultanément les matières albuminoïdes et la glairine, et il avait constaté que l'albumine et la gélatine distillées, dégagent beaucoup plus de carbonate d'ammoniaque que la glairine. Ces résultats ont été vérifiés depuis par M. Filhol, d'une part, et par M. Bouis fils, qui a étudié cette question avec un très grand soin dans son travail sur les composés organiques fournis par les eaux d'Olette.

Ses analyses l'ont amené à ce point que les matières animales dites *protéiques*, qui peuvent avoir quelques rapports avec la glairine, en diffèrent cependant sous certains points, puisqu'elles renferment 16 pour 100 d'azote, tandis que cette dernière n'en contient que 8 pour 100.

Mais cette matière organique est plus complexe qu'on ne le croit, et n'est pas seulement fournie par une substance azotée. C'est un mélange d'une substance quaterpaire, celle que nous venons de signaler, et à laquelle les auteurs n'ont pas encore assigné de nom spécial, et d'une autre substance ternaire, analogue, soit à la cellulose, soit même à la pectine, et qui en offre en effet certains caractères voisins. Le plus tranché est sans contredit la formation des acides oxalique et xantho-protéique, dont nous avons signalé la formation quand on vient à faire réagir sur ces substances l'acide azotique plus ou moins concentré. Ce fait, signalé par M. Filhol, nous a paru plein d'intérêt, et nous avons essayé ces réactions sur un assez grand nombre des échantillons soumis à nos recherches ; nous avons constamment vu la quantité d'acide oxalique plus considérable lorsque la barégine était mélangée de sulfuraire, et plus abondante encore dans les échantillons de sulfuraire pure.

Ceci vient donc confirmer une idée déjà émise par M. Bouis, à savoir qu'à mesure que la glairine s'organise sous l'influence des agents extérieurs pour se transformer en sulfuraire, la proportion d'azote qu'elle renferme, diminue.

J'ai encore tenté quelques essais pour m'assurer de la nature de ce composé ternaire ; malheureusement, quand l'idée de ces nouvelles expériences m'est venue, il me restait fort peu de matière ; je n'ai donc pu exécuter qu'un petit nombre de réactions que je crois néanmoins devoir rapporter ici, me proposant de reprendre ce sujet lorsque la saison me permettra de faire de nouveau une ample moisson de barégine.

M. Pelouze (1) a fait la remarque que l'acide chlorhydrique très concentré dissout rapidement la cellulose, et que l'eau versée dans cette dissolution y fait naître un précipité blanc très abondant. J'ai fait cet essai sur deux échantillons de barégine, l'une d'Olette (source du Rocher), l'autre d'Ax (sources de l'Étuve), et j'ai en effet obtenu le dépôt blanc nacré que je viens de signaler.

L'idée me vint ensuite d'essayer l'action du réactif *ammoniaco-cuivrique* de Schweitzer (2), qui dissout avec facilité la cellulose, et dont M. Fremy a tiré un si utile profit dans ses intéressantes recherches sur la constitution des cellules végétales (3).

J'ai obtenu ce réactif avec la plus grande facilité, en exposant à l'action de l'air et de l'ammoniaque, de la tournure

(1) *Journal de pharmacie et de chimie*, 1859, 3ᵉ série, t. XXXV, p. 209.

(2) *Répertoire de chimie appliquée*, 1859, t. I. p. 72. — *Comptes rendus de l'Académie des sciences*, t. XLVIII, p. 67.

(3) *Journal de pharmacie et de chimie*, 1859, 3ᵉ série, t. XXXV, p. 81, 185, 321, 401, et t. XXXVI, p. 5. — *Comptes rendus de l'Académie des sciences*, 1859.

de cuivre pure. J'ai fait à plusieurs reprises passer le liquide sur le cuivre placé dans un entonnoir de verre, et j'ai obtenu un liquide d'un bleu intense. Ce liquide fut mis en contact avec une certaine proportion de barégine d'Olette (mélange des sources Saint-Joseph, Grande-Cascade et source Mailly), traitée préalablement par l'alcool et desséchée à l'étuve à une douce chaleur. Une certaine proportion, $2^{gr},60$, préalablement concassée finement, et mise en contact dans un flacon, et pendant vingt-quatre heures environ, avec 30 grammes du réactif, n'a pas tardé à en dissoudre une certaine proportion ; la couleur du liquide a foncé pour prendre alors une teinte d'un bleu verdâtre foncé. La partie indissoute, recueillie sur un filtre, a donné un poids de $2^{gr},10$, il y a donc eu $0^{gr},41$ de substance dissoute (1) ? Ce résultat s'accorde, du reste, avec le calcul, car, en nous reportant à l'un des tableaux précédents où nous indiquons ce que ces divers échantillons perdent à la calcination, nous trouvons que la quantité moyenne à laquelle on arrive est de $2^{gr},33$, très peu différente, comme on le voit, de $2^{gr},19$.

J'ajouterai que la solution ammoniaco-cuivrique, traitée par l'acide chlorhydrique et légèrement chauffée, a donné un léger précipité blanc, caractère distinctif de la cellulose dissoute par ce réactif.

Par conséquent, on peut admettre que la matière organique des eaux minérales sulfureuses (glairine) est un mélange d'une matière albuminoïde avec une substance analogue à la cellulose, « ce qui, comme le dit fort bien » M. Filhol, justifie le nom de matière *végéto-animale* » qu'on lui avait donné jadis. »

---

(1) Déjà, dans un travail entrepris sur les conferves des eaux minérales *alcalines silicatées* d'Évaux (Creuse), M. Legrip avait reconnu la

Avant de passer à l'étude des composés inorganiques, je dirai un mot d'un nouveau mode de dosage de l'azote, qui, d'après les conseils de mon père, fut mis en pratique pour la première fois et rapporté dans sa thèse inaugurale, par M. Lafont, élève distingué des hôpitaux de Paris, qu'une mort subite vient d'enlever à la science et à ses amis (1).

Ce procédé d'analyse est fondé sur la propriété que possède l'ammoniaque, de donner avec le phosphate de magnésie un composé insoluble (*phosphate ammoniaco-magnésien*), dont la composition est bien déterminée, et d'où

présence de ces diverses substances organiques, puisqu'il avait assigné à ces conferves la composition suivante :

Composés organiques.
/ Gélatine.
| Pectine.
| Albumine.
| Résine à odeur de Rhus.
| Matière brune extractive.
\ Acide végétal.

Composés inorganiques.
/ Carbonate terreux.
| — de fer.
| Chlorures de sodium.
| — de potassium.
| — de lithium.
| Sulfate de chaux.
| Alumine.
| Silice.
\ Soufre.

Eau.

On voit d'après cela que, bien que prenant naissance dans des eaux minérales d'une nature toute différente, ces matières organiques n'en ont pas moins une composition chimique analogue en plus d'un point. C'est du reste une question sur laquelle je me propose de revenir, en cherchant dans un nouveau travail, à faire connaître la nature des substances organiques recueillies dans les diverses eaux autres que les sulfureuses.

(1) J. M.-L. Lafont, *Du guano, étude sur sa composition chimique.* Thèse de l'École de pharmacie, 1859.

il est facile de déduire l'ammoniaque, et par suite l'azote.

Voici, du reste, les détails de l'opération, tels que je les emprunte à M. Lafont :

« Dans un tube ordinaire à analyse, je place le mélange
» de la matière organique entre deux colonnes de chaux
» sodée ; le tube, au lieu d'être fermé ou effilé en pointe à
» une de ses extrémités, est ouvert aux deux bouts et com-
» munique, au moyen d'un bouchon, avec une vessie en
» caoutchouc pleine d'air et destinée à balayer le tube à
» la fin de l'expérience. L'autre extrémité est en commu-
» nication au moyen d'un long tube recourbé à angle droit,
» avec un premier flacon contenant une dissolution de
» phosphate de soude et de sulfate de magnésie; ce pre-
» mier flacon communique avec un second qui contient éga-
» lement une nouvelle quantité de cette dissolution, pour
» absorber le gaz qui pourrait échapper au premier flacon.
» Ces liqueurs doivent être très étendues, parce que autre-
» ment il se formerait un précipité de phosphate de ma-
» gnésie, même avant l'opération. Il faut avoir soin d'em-
» ployer un poids de phosphate de soude et de sulfate de
» magnésie égal à trois ou quatre fois celui de la matière
» organique. Ces dispositions une fois prises, on chauffe
» fortement le tube, comme dans les autres procédés, c'est-
» à-dire d'avant en arrière, et de façon à maintenir à une
» température très élevée la colonne de chaux sodée. Une
» fois arrivé au mélange de matière organique, on chauffe
» progressivement jusqu'à ce qu'il ne se dégage plus rien.
» On ouvre alors le robinet de la vessie en caoutchouc qui
» termine l'appareil, l'air se précipite dans le tube, et en-
» traîne avec lui les dernières portions d'ammoniaque qui
» auraient pu y rester.

» En chauffant le tube, on chasse les gaz qu'il contient,
» et l'azote de la matière organique étant complétement

». transformé en ammoniaque par la chaux sodée, se dé-
» gage à ce dernier état. A mesure que l'ammoniaque ar-
» rive dans le flacon, elle se trouve en contact avec un
» excès de sulfate de magnésie et de phosphate de soude ;
» elle entre immédiatement en combinaison avec ces deux
» corps, et forme un précipité de phosphate ammoniaco-
» magnésien. L'opération une fois terminée, on n'a plus
» qu'à recevoir ce précipité sur un filtre taré, à le laver et à
» le dessécher à 100 degrés. De son poids, il est facile de
» déduire la quantité d'ammoniaque, et par suite celle de
» l'azote. »

Au lieu d'avoir recours à la pesée, on peut encore se
servir de la méthode des volumes, et voici comment on
doit alors opérer : sur la liqueur de sulfate de magnésie et
de phosphate de soude, dans laquelle on a fait dégager
l'ammoniaque, et à laquelle nous donnerons la désignation
AB, on prélève 1/10ᵉ de son poids, après l'avoir préalablement filtrée ; on y ajoute de l'ammoniaque à 22 degrés tant
qu'il se formera un précipité. On verra ce qu'on aura pris
d'ammoniaque à 22 degrés, et par conséquent d'ammoniaque réelle, ce qui conduira à savoir ce que le liquide AB
renfermait de magnésie.

Par conséquent, en multipliant par 10 cette quantité, on
aura la proportion de magnésie restant en AB après l'opération ; on savait d'ailleurs par le sulfate de magnésie cristallisé ce qu'il y en avait au début. On saura donc par la
différence la quantité employée par l'azote de la matière
pour faire du phosphate ammoniaco-magnésien, puis de la
quantité de ce dernier sel, celle de l'ammoniaque, et par
suite celle de l'azote.

« En examinant ce procédé, ajoute de nouveau M. La-
» font, on voit qu'il dispense de préparer du sucrate de
» chaux, préparation très simple, il est vrai, mais dont la

» solution a besoin d'être filtrée assez souvent. En outre, il
» introduit dans l'analyse les pesées, sans être obligé de
» recourir aux lenteurs du procédé de Will et Warentrapp,
» et permet, par conséquent, de faire les essais d'une ma-
» nière assez rapide.

» A côté de ces avantages se présente un petit inconvé-
» nient; quoique les solutions de phosphate de soude et de
» sulfate de magnésie soient très étendues, il se dépose à
» la longue sur les parois des flacons qui les renferment, des
» cristaux de phosphate de magnésie, ce dernier sel étant
» assez peu soluble dans l'eau. Aussi faut-il filtrer les li-
» queurs et recevoir le précipité de phosphate ammoniaco-
» magnésien aussitôt que l'opération est finie ; sans cela,
» il pourrait se faire qu'une certaine quantité de phosphate
» de magnésie vînt s'ajouter au précipité obtenu. »

J'ajouterai que dans les essais que j'ai entrepris avec
M. Lafont, nous avons exécuté les analyses simultanément
par ce procédé et par ceux de MM. Will et Warentrapp,
d'une part, et de M. Péligot, de l'autre, et que les résultats ont été toujours concordants dans une limite très rap-
prochée.

Je crois que les conditions dans lesquelles on recueille
ces barégines peuvent en faire varier beaucoup la composition ; ainsi, dans les essais que j'ai entrepris, les quantités
d'ammoniaque, et par suite d'azote, que j'ai obtenues, sont
extrêmement variables. J'ai obtenu dans certains cas jusqu'à 6 et 7 pour 100 d'azote dans des glairines desséchées ;
dans d'autres échantillons, la quantité dépassait à peine
1 1/2 ou 2 pour 100.

Je rapporterai comme exemples les nombres suivants :

Pour 100 grammes de matière desséchée.

		gr.
Olette (source Saint-Joseph).	Ammoniaque	3,05
	Azote	2,51
Olette (Grande-Cascade)	Ammoniaque	2,90
	Azote	2,38
Amélie-les-Bains.	Ammoniaque	5,61
	Azote	4,62
Baréges	Ammoniaque	1,85
	Azote	1,55

Des composés inorganiques contenus dans les barégines et les sulfuraires. — Nous avons dit plus haut, qu'après avoir évalué la quantité d'eau contenue dans les matières organiques des eaux minérales par une évaporation ménagée à l'étuve, si on venait à calciner les substances dans un creuset de porcelaine ou de platine, on obtenait une masse charbonneuse, difficile à incinérer, mais qui cependant finissait par disparaître, en laissant un résidu final composé de sels minéraux. La calcination a donc été faite dans des creusets de platine, en mettant à profit les précautions usitées en pareil cas et en faisant usage d'une lampe à alcool à double courant d'air.

Après refroidissement, une pesée m'indiquait le poids de résidu total (le poids du creuset et celui de la matière mise en expérience étant connus d'avance). En reprenant par l'eau distillée, en petite quantité et froide, laissant déposer et décantant avec une pipette, il fut facile de faire le départ des sels solubles d'avec les sels insolubles.

Considérons donc ainsi notre résidu :

A. Sels solubles.

B. Sels insolubles.

A. Après avoir décanté avec soin la liqueur contenant les sels solubles, il suffit de l'évaporer à sec pour connaître le poids de ces derniers et, en le retranchant du poids du résidu total, il est facile de connaître celui des sels insolubles.

Les sels solubles ont été essayés par les réactifs, et on a constaté qu'ils étaient généralement formés de :

Chlorures
Sulfates   } alcalins et terreux.
Phosphates

Ces derniers en minime proportion. (Déjà M. Filhol avait signalé des traces de phosphate de magnésie dans des échantillons de barégine et de sulfuraire de Bagnères-de-Luchon.)

B. Sels insolubles.

Ce résidu B est formé de :

Carbonates de chaux et de magnésie, sulfures de fer et de manganèse, silice.

L'analyse en est facile; si on vient à traiter par l'acide chlorhydrique, il se fait un léger dégagement gazeux d'acide carbonique et même d'acide sulfhydrique, qui s'accompagne d'une coloration jaune due au chlorure ferrique Fe^2Cl^3 facile à reconnaître, soit par le précipité bleu qu'y occasionne le cyano-ferrure de potassium, soit par la coloration rouge de sang si intense qu'y fait naître une petite quantité d'un sulfo-cyanure alcalin.

Il est facile de se rendre compte de la présence des sulfures de fer et de manganèse dans ces produits. En effet, la chaîne des Pyrénées est riche en minerais de fer carbonaté, et il suffit pour s'en convaincre de citer les mines de Baigorry (Hautes-Pyrénées) et les gisements abondants des Pyrénées-Orientales, où dans un grand nombre de localités le minerai ferrugineux, formé d'oxyde rouge de fer et de fer carbonaté, se trouve mélangé au milieu des couches argileuses des différents étages jurassiques, et quelquefois disposé en rognons dans les marnes supérieures du lias (Dufrénoy).

L'hydrogène sulfuré ou les sulfures alcalins dissous dans les eaux, et traversant ces divers terrains, réagissent sur le carbonate ou même sur le bi-carbonate de fer, et sous certaines conditions de température et de pression, donnent naissance aux sulfures précités.

Quant au manganèse déjà signalé il y a quelques années par M. Leconte dans des matières organiques d'un autre ordre, les conferves de Néris, il existe également dans ces divers produits, et il n'est pas un seul échantillon parmi ceux que nous avons soumis à l'analyse qui ne nous en ait offert des traces. Les essais ont été faits de la manière suivante : dans un creuset de terre ou de porcelaine, bien lavé préalablement à l'acide chlorhydrique et ensuite à l'eau distillée, nous avons introduit un mélange bien intime d'une certaine quantité de matière (3 grammes environ) avec partie sensiblement égale de potasse à l'alcool, et de chlorate de potasse. En portant le mélange à une haute température, il se formait rapidement au fond du creuset une masse d'un beau vert émeraude de permanganate de potasse, qui donnait à l'eau une belle teinte verte également, et devenait pourpre ou cramoisi sous l'influence de l'acide azotique.

Nous avons dit plus haut qu'une des causes les plus fréquentes de la coloration variée de ces diverses productions, est l'interposition entre les mailles de leur tissu, de soufre, de silice et de composés ferriques (oxydes et sulfures); nous pensons cependant que le fer n'existe pas seulement à cet état dans les barégines et sulfuraires, mais qu'il fait réellement partie de leur constitution chimique à l'état d'élément. Il nous a été facile de nous en convaincre. A cet effet, nous avons pris une certaine proportion de matière que nous avons traitée à froid par l'acide chlorhydrique pur étendu. Après un contact de quarante-huit heures environ, nous avons jeté la substance sur un filtre, et nous l'avons lavée à l'eau distillée à plusieurs reprises. Le liquide filtré renfermait du fer, ainsi qu'il fut très facile de s'en convaincre par les réactifs. Le résidu, bien lavé et calciné dans un creuset de platine, puis repris par l'acide chlorhydrique pur, donna également une solution jaunâtre présentant de la manière la plus nette les caractères du perchlorure de fer. Ces essais ont été faits sur plusieurs échantillons provenant des sources d'Olette, d'Ax, de Baréges et de Gréoulx.

Après avoir précipité par le cyano-ferrure de potassium le fer et le manganèse contenus dans la liqueur chlorhydrique, et après avoir filtré, il fut toujours facile de constater la présence de la chaux et de la magnésie, en employant l'oxalate d'ammoniaque, puis le phosphate de soude et l'ammoniaque.

Lorsqu'on a épuisé par l'acide chlorhydrique, comme nous venons de le voir, le résidu insoluble de la calcination, il ne reste plus en dernier lieu que la silice, et si l'on considère le tableau suivant, dans lequel nous avons disposé sous forme synoptique nos résultats analytiques, il est aisé de voir que cette silice en constitue la plus grande partie.

Quant à la présence de cette silice dans ces produits, voici comment il est facile de s'en rendre compte. D'après M. O. Henry (Analyse des eaux d'Évaux), lorsqu'on fait évaporer au contact de l'air une eau qui contient du silicate de soude, cette eau ne tarde pas à se troubler et à laisser se déposer des flocons de silice gélatineuse, tandis qu'il se forme dans le résidu du carbonate de soude qui n'existait pas primitivement dans l'eau. Nul doute donc que, sous l'influence de l'acide carbonique de l'air, le silicate

de soude contenu dans l'eau n'ait été décomposé de façon
à ce que la silice fût mise en liberté. Au fur et à mesure
que la barégine se concrète dans les eaux sulfureuses, elle
emprisonne dans ses mailles la silice qui tend à augmenter
cet aspect mucilagineux qu'elle doit déjà à la matière organique dont nous avons parlé plus haut. Une expérience
bien simple nous a permis de séparer avec une grande facilité cette silice interposée, d'avec les fibres organiques
qui s'y entrelacent. Il suffit pour cela de traiter la masse
dans une capsule de platine par une petite quantité d'acide
fluorhydrique étendu, la silice est dissoute à l'état de
fluorure de silicium hydraté, et après qu'on a bien lavé la
matière à l'eau distillée, il est alors facile d'én reconnaître
nettement la contexture, surtout pour l'examen microscopique. C'est surtout avec les barégines d'Olette, mêlées de
sulfuraire, que cette marche nous a donné d'excellents résultats.

On peut encore enlever la silice en faisant bouillir la
matière qui en contient, avec une lessive étendue de potasse ou de soude ; on décante, on lave à plusieurs reprises
à l'eau distillée la masse organique ; puis, en traitant à
chaud par l'acide sulfurique, on forme un sulfate alcalin et
la silice se précipite sous forme de gelée, d'où l'on peut en
calculer le poids. Mais, comme cette substance est très difficile à laver, puis à dessécher, nous préférons comme
moyen de dosage, le premier que nous avons mentionné.

Nous ajouterons que dans certaines conferves très riches
en animaux infusoires, celles de certaines sources d'Olette
en particulier, cette silice doit servir en quelque sorte au
développement de ces petits êtres qui possèdent une cara-
pace formée d'une matière siliceuse.

Arsenic. — L'arsenic n'a pas encore été, que nous sachions, reconnu dans les eaux sulfureuses ; cependant nous

avons cherché à reconnaître si les matières organiques qui y naissent, n'en pourraient pas contenir des proportions variables, comme elles contiennent de l'iode. Un fait très remarquable, rapporté par un auteur allemand, le docteur Gilgen Krantz (1), qui reconnut l'arsenic dans un *leptomite* ayant pris naissance lui-même dans une solution arsenicale, nous engagea une fois de plus à tenter l'expérience. Je dois avouer que tous les essais que nous avons entrepris, soit sur les barégines, soit sur les sulfuraires, ont été complétement négatifs (2).

Je terminerai ce que j'ai à dire sur la composition chimique des barégines et des sulfuraires par l'étude de deux corps qui en font partie, et qui, à mon sens, sont peut-être les deux plus importants au point de vue thérapeutique. C'est dire que je veux parler du soufre et de l'iode.

Soufre. — Presque tous les auteurs qui se sont occupés de l'étude des productions organiques des eaux minérales sont d'accord sur deux points :

1° Le soufre ne se rencontre pas toujours dans la barégine ;

2° Ce métalloïde existe en proportions plus ou moins

----

(1) *Journal de pharmacie et de chimie*, 2ᵉ série, 1837, t. XXIII, p. 38.

(2) Les échantillons sur lesquels ont porté mes investigations, sont ceux d'Olette (les quatre sources sus-mentionnées), d'Amélie-les-Bains, de Baréges, de Carcanières.

Quelque temps après, et à l'époque où je rédigeais ce mémoire, M. le docteur Reveil m'assura avoir trouvé l'arsenic d'une manière très manifeste dans la barégine de Cauterets. Il opéra sur celle qu'il retira des sources suivantes : *Pause, Mahourat, les Espagnols, César*, et du groupe des *OEufs*, et il traita chaque fois au moins 1 kilogramme de barégine humide.

Les quantités que j'avais à ma disposition étaient beaucoup moins considérables, peut-être est-ce à cette cause que je dois rapporter mes résultats négatifs.

considérables, interposé entre les mailles de la sulfuraire.

Je dirai d'abord que je me range pleinement à cette manière de voir, mais je crois, d'après mes expériences, pouvoir ajouter ce fait : qu'outre le soufre interposé entre ses molécules, la sulfuraire en contient également, mais qui fait partie intégrante de sa masse, et qui entre dans sa composition à l'état d'élément.

M. Bonjean, dans ses *Recherches sur les eaux d'Aix* (1838), a fait voir que la matière organique retirée des eaux de soufre contient du soufre interposé qu'il est très facile d'isoler au moyen de l'éther. Plus tard, M. Cazin, dans ses intéressantes recherches sur les matières organiques des eaux sulfureuses des Pyrénées, a également signalé la présence du soufre interposé dans la *sulfodiphthérose* (1).

La solubilité de ce soufre dans le sulfure de carbone, et la cristallisation qu'il affecte en prismes obliques à base rhomboïdale, ou en octaèdres allongés très visibles au microscope, donnent facilement la preuve de sa nature. J'ajouterai que ce soufre n'a pas toujours une forme cristalline bien déterminée, car fréquemment son aspect est mamelonné ou pulpeux, ainsi que M. Bouis dit l'avoir observé dans certaines veines aqueuses remplies par des eaux sulfureuses qui se font jour. Il arrive souvent que ces veines sont remplies par une matière blanche pulpeuse avec des portions

---

(1) La sulfodiphthérose est, d'après M. Cazin, une modification de la pyrénéine ou matière glaireuse des eaux sulfureuses des Pyrénées (glairine ou barégine). Pour cet auteur, la pyrénéine peut être considérée comme formée de :

1° *Sulfurhydrine*, portion dissoute ;

2° *Sulfomucose*, portion floconneuse formée aux dépens de la précédente par une diminution de pression et par l'action de l'air ;

3° *Sulfodiphthérose* contenant du soufre et provenant d'une déshydratation de la sulfomucose.

jaunâtres ; la partie blanche est en grande partie constituée par de la silice gélatineuse, tandis que la portion jaune n'est autre que du soufre plus ou moins pur.

J'ai fait moi-même des recherches dans le but d'isoler le soufre interposé dans les sulfuraires, et je puis dire que dans un certain nombre d'essais, surtout avec les sulfuraires de Bagnères-de-Luchon et de Baréges, j'ai pu facilement isoler ce métalloïde et en reconnaître les propriétés. En effet, ces divers échantillons, formés par des plaques ou par des houppes blanches, soyeuses, nacrées, étaient en suspension dans un liquide lactescent, blanc, contenant sans aucun doute du soufre. Pour le démontrer, j'ai lavé avec soin la sulfuraire, soit par l'éther, soit par le sulfure de carbone, en portant la masse à une très douce chaleur ; j'ai décanté ensuite, et, dans le liquide, il m'a été facile, par une évaporation ménagée, d'obtenir une cristallisation de soufre, affectant la forme d'octaèdres, ou de dérivés de ce système, et parfaitement bien définis.

J'ai ensuite lavé avec soin la sulfuraire dans l'eau distillée, puis dans l'alcool, de manière à enlever toute trace du liquide blanchâtre qui l'accompagnait, et l'examen microscopique faisait voir de la manière la plus nette et la plus tranchée, la sulfuraire avec ses houppes soyeuses, si bien décrites par M. Fontan.

C'est cette substance que j'ai introduite alors dans un petit ballon avec un peu de sulfite de soude et d'eau distillée, environ dans la proportion suivante :

Sulfuraire	10 grammes.
Sulfite de soude	1 —
Eau	30 —

J'ai fait bouillir pendant quelques minutes au bain de sable, et dans la liqueur refroidie, j'ai versé quelques gouttes d'acide azotique. Je n'ai pas tardé à obtenir un dépôt pulvérulent blanc jaunâtre, rappelant beaucoup, par son aspect, la variété de soufre dite *magistère de soufre*. Desséché et porté sous le champ du microscope, ce soufre n'offrait pas de cristallisation bien marquée, mais plutôt des plaques membraneuses plus ou moins épaisses, et cependant il n'y avait pas à douter un instant de sa nature, car en en projetant sur un charbon ardent, ou en en faisant brûler un peu sur une lame de platine dans la flamme de l'alcool, on obtenait immédiatement une odeur d'acide sulfureux caractéristique, accompagnée d'une flamme bleue des plus manifestes.

J'ai répété cette expérience avec un grand nombre des échantillons que j'avais à ma disposition, et je dois dire que c'est surtout dans les sulfuraires suivantes que j'ai obtenu les dépôts de soufre les plus abondants :

Bagnères-de-Luchon (Nouvelle Bordeu).

Ax (Teich), source Isabelle.

Toutes les fois que j'ai agi sur des mélanges de barégine et de sulfuraire, j'ai encore obtenu du soufre, mais seulement alors en très faible proportion, car les liqueurs offraient un simple louche, ainsi avec les dépôts suivants :

Olette, (sources de la Cascade et du Rocher) ;

Barége.

Enfin, il est des échantillons qui m'ont donné des résultats complétement négatifs ou quelquefois des colorations violacées ; je citerai, par exemple, la barégine d'Amélie, qui, après avoir été traitée par le sulfite de soude comme les précédentes, puis par l'acide azotique, n'a donné aucun dépôt, mais a pris une teinte louche très peu marquée et seulement après plusieurs jours de repos.

Avant d'abandonner ce qui a rapport au soufre, je rapporterai un fait qui m'a frappé, et qui semblerait être une preuve de plus de la présence du soufre dans la sulfuraire.

Un échantillon de sulfuraire de Baréges, mêlé de barégine abandonnée à elle-même dans un pot de faïence fermé par un assez mauvais bouchon, ne tarda pas à se couvrir de moisissure, et contracta une odeur forte et pénétrante rappelant beaucoup celle des huiles essentielles retirées de la famille des Crucifères, et qui toutes sont sulfurées. C'est surtout avec celle de raifort que l'odeur présentait une grande analogie. Pour rechercher si j'avais bien affaire à une huile essentielle, je repris la masse par l'eau, et je la soumis à une distillation ménagée au bain de sable, dans une cornue de verre munie d'un récipient bi-tubulé et refroidi.

Le liquide que j'obtins, était opalin, louche, et offrait d'une manière très manifeste l'odeur que je viens de mentionner. Je remarquai en même temps des gouttelettes d'apparence huileuse, sur la panse et le col de la cornue ; malheureusement j'opérais sur une trop petite quantité de matière, pour pouvoir obtenir une proportion notable d'un produit, que je crois devoir ne pas préexister dans ces subtances, mais se former seulement par le fait de la fermentation.

J'aurais désiré reprendre ces essais sur diverses sulfuraires, en cherchant à produire des fermentations artificielles, mais je n'avais plus que de trop petites quantités de produits pour pouvoir les sacrifier à ces expériences un peu en dehors du sujet principal de ce travail.

Iode. — La découverte de l'iode dans les matières organiques n'est pas de date récente. M. Bonjean, le premier, dans un travail sur les eaux d'Aix, la chercha vainement dans la glairine, mais la reconnut avec facilité dans la variété à laquelle il assigna le nom de *glairidine* (1).

(1) Voici d'après M. Bonjean les caractères de cette substance : lorsque des eaux étrangères, pluviales ou autres, sont mélangées avec l'eau de

Bientôt mon père reconnut ce métalloïde dans les conferves de Néris, de Vichy, de Saint-Honoré, d'Évaux, puis dans celles des eaux chaudes de Baréges, de Barzun, de Cauterets, etc. La plupart des observateurs qui ont opéré sur les productions, tant des eaux sulfureuses que des eaux salines ou acidules bicarbonatées ferrugineuses, ont signalé l'iode avec la plus grande netteté ; ainsi, M. Filhol l'a constaté à Mœrens, Bagnères de Luchon, etc. ; M. Bouis, dans les diverses matières des sources d'Olette.

Je craindrais de tomber dans des redites en m'étendant plus longuement, soit sur la présence de ce métalloïde, soit sur les modes que j'ai cru devoir mettre en pratique pour le reconnaître.

Je dirai seulement que je l'ai rencontré dans tous les échantillons que j'ai analysés dans ce travail, et que j'ai toujours agi concurremment par deux méthodes : 1° en l'isolant à l'état d'iodure de cyanogène ; 2° en produisant la coloration bleue de l'iodure d'amidon.

Je crois enfin que l'iode fait partie constituante de la substance en tant qu'élément, et que dans des bassins d'eau minérale où se développeront des conferves en grande quantité, ces eaux perdront une partie de leurs principes (l'iode en particulier), les végétaux qui y croissent en opérant le départ pour se les assimiler.

Après cette étude chimique de la nature des barégines et des sulfuraires, j'ai pensé qu'il serait utile d'en grouper les résultats sous forme d'un tableau synoptique résumant l'ensemble de mes recherches.

---

soufre, elles donnent naissance à une matière grise sans odeur ni saveur, qui ne se putréfie pas à l'air, et donne par sa calcination un gaz qui bleuit le tournesol rougi.

Tableau de la composition chimique des barégines et des sulfuraires.

STATIONS THERMALES.	NOMS DES SOURCES.	NATURE DU COMPOSÉ.	EAU.	MATIÈRES organiques.	SELS SOLUBLES. chlorures, sulfates, phosphates.	SELS INSOLUBLES. Carbonates terreux sulf. métall.	Silice.
Olette (Pyrénées-Orientales).	Grande Cascade	Glairines mêlées de conferves et d'un grand nombre d'animaux infusoires.	84.62	6.42	0.44	1.11	7.41
	Rocher		90.00	5.98	0.04	0.61	3.37
	Saint-Joseph		90.65	3.06	0.30	2.47	3.82
Amélie-les-Bains (Pyrénées-Orientales)	Grotte		90.59	6.38	0.05	0.51	2.47
		Glairine brune	97.14	1.62	0.07	0.65	0.52
Carcanières (Ariége).		Glairine grise	88.68	7.36	0.19	0.57	3.20
Aix en Savoie.	N° 1	Glairine desséchée	14.66	10.56	0.38	38.48	35.92
	N° 2	Glairine grise	73.17	7.91	0.42	3.34	15.16
Gréoulx (Bass.-Alpes).	N° 1 prises à la sortie du Griffon.	Barégine	89.65	2.75	0.25	2.13	5.12
	N° 2	Sulfuraire	38.34	8 33	0.55	29.55	23.23
Bagnères-de-Luchon (Haute-Garonne).	Nouvelle Bordeu, n° 7.	Sulfuraire blanche	92.53	4.60	0.46	1.08	1.33
	Nouvelle Bordeu, n° 6.	Sulfuraire blanche	91.11	8.68	0.20	0.47	0.54
	Bordeu	Sulfuraire et barégine	88.00	6.67	0.93	2.15	2.25
	Bosquet	Barégine et sulfure de fer	81.78	5.00	0.34	2.72	10.16
Baréges (H^es Pyrénées)		Sulfuraire et barégine	97.88	1.37	0.08	0.41	0.26
Cauterets (H^es-Pyrén.)	Puits César	Barégine grisâtre	98.06	0.60	0.15	0.51	0.68
Ax (Ariége) — Breil	Source Fontan	Barégine blanche	86.37	4.09	0.45	2.73	6.36
	Source de l'Étuve	Barégine blanche rosée	88.24	5.88	0.58	3.83	1.47
Teich	Source n° 6	Barégine ocracée déposée sur un schiste micacé.	80.90	5.62	0.44	2.93	10.11
	Source de la Grotte.	Barégine brune déposée sur un schiste alumineux.	94.95	2.47	0.14	0.64	1.80

III. De l'emploi thérapeutique des barégines et des sulfuraires.

Nous arrivons maintenant à un chapitre très important de ce travail, et sur léquel nous ne pourrons cependant donner que peu de détails, presque tout étant encore à faire, et les essais que nous proposons devant être surtout exécutés avec le secours des médecins-inspecteurs.

L'emploi dans la thérapeutique, des matières organiques des eaux minérales, n'est pas de date récente, et il est tout simple de penser que depuis longtemps ceux qui exercent la médecine des eaux aient songé à utiliser ces productions intéressantes si abondamment répandues dans quelques sources (1).

D'après le travail de M. Aulagnier, auquel nous empruntons quelques-uns des détails historiques qui suivent, nous voyons que Th. Bordeu appliquait les glaires des Eaux-Bonnes sous forme de topiques, et probablement dans le but de résoudre certaines tumeurs.

Anglada avait également, en 1833, préconisé la glairine de certaines sources sulfureuses des Pyrénées comme fondant, et, de plus, comme un excellent topique dans le traitement d'affections herpétiques rebelles, d'ulcères calleux ou de plaies anciennes.

M. Dumestre, médecin aux Pyrénées, les emploie comme résolutives dans des cas de fractures anciennes, et en applications sur des membres contracturés ou chez lesquels les mouvements sont roides et difficiles.

(1) Si l'on consulte le mémoire d'Anglada sur les glaires, on est frappé de la quantité vraiment considérable de barégine qu'entraînent certaines eaux ; ainsi, d'après lui, l'eau d'Escaldas (Pyrénées-Orientales) fournit par jour 812,678 grammes de glairine hydratée, la source d'Arles en donne 754,640 grammes, et à Thuez la proportion s'élève jusqu'à 2,800,000 grammes.

Enfin M. Balard, ancien médecin militaire à Baréges, attribue la plus grande part d'action de ces eaux à la barégine qu'elles renferment, tandis que M. Aulagnier repousse complétement cette manière de voir.

Les produits organiques des eaux sulfureuses ne sont pas les seuls qui soient utilisés en médecine, et il est certains établissements où depuis longtemps ces pratiques sont mises en usage, à Évaux par exemple, où l'abondante conferve qui croît dans les bassins sert de topique. Chacun sait qu'à Néris, la conferve des bassins chauds est employée aussi sous forme de frictions. D'après MM. Becquerel et de Laurès, et contrairement à l'opinion d'auteurs plus anciens, les effets immédiats qu'on obtient de ce mode de faire, ne seraient ni émollients, ni calmants, mais au contraire stimulants et excitants, et jouiraient en outre de propriétés résolutives. Cette stimulation produite tiendrait-elle à l'action de l'oxygène contenu dans les masses cellulaires de ces conferves? C'est là une opinion que nous croyons très plausible.

L'onctuosité due souvent à la silice ou au silicate de soude interposé, peut sans doute jouer aussi un rôle important.

Mais, on le voit, toutes ces opinions sont bien variables, là où l'un veut reconnaître une grande énergie d'action, l'autre n'accorde aucun effet produit; il y a des faits contradictoires, tenant sans doute à ce que les essais entrepris n'ont pas été exécutés peut-être sur une grande échelle, et avec tous les soins désirables.

En voyant le peu de résultats qu'on a obtenus, et en y joignant cette odeur souvent infecte que prennent les barégines, surtout quand elles sont mélangées de sulfuraire, nous comprenons, jusqu'à un certain point pourquoi l'on n'a peut-être pas donné autant d'extension à cette application thérapeutique. Nous croyons fermement cependant qu'il peut y avoir dans ce moyen médical de bons résultats à obtenir, et voici ce que nous proposerions à ce sujet.

La composition chimique des barégines et des sulfuraires, sur laquelle nous nous sommes étendu longuement et à dessein, est constituée par des principes actifs, et qui sont tous reconnus efficaces dans l'art de guérir. Est-il utile d'insister sur la présence de la matière organique azotée que nous avons signalée, sur celle du soufre, de l'iode, de la silice, des phosphates? Déjà des voix qui ont plus d'autorité que la mienne, ont émis la même opinion, et je rappellerai que M. Lambron, dans ses recherches sur les matières organiques des eaux sulfureuses, affirme que la présence du silicate de soude, de la silice et de l'iode dans celles de Luchon, les rendent très précieuses pour les usages médicaux.

D'ailleurs la provenance de ces principes est suffisamment expliquée par tout ce que nous avons dit précédemment, et tous ces composés, puisés dans l'eau à laquelle ils donnent des vertus consacrées par un usage séculaire, doivent avoir également une action marquée, si on vient à les donner sous cette nouvelle forme.

Nous pensons qu'on peut utiliser la glairine et la sulfuraire :

1.º Pour l'usage interne ;

2º Pour l'usage externe.

Nous allons donc proposer certaines préparations dont on pourrait essayer les effets.

Comme la glairine, à moins d'être dans un très grand état de pureté (ce qui est extrêmement rare aux sources), se putréfie très rapidement, le mieux serait de faire les préparations dans les établissements thermaux eux-mêmes, puis d'expédier ensuite ces produits médicamenteux dans

les grands centres de population, où l'on pût les expéri-
menter sur un grand nombre de malades.

Voici les formes pharmaceutiques dont nous croyons
qu'en semblable circonstance on tirera les meilleurs résultats :

1° Un mellite ;

2° Une poudre ;

3° Des pilules.

Pour préparer le mellite, nous pensons qu'on devra agir
de la manière suivante : prendre la glairine aussi blanche
que possible, la laver d'abord à l'eau très légèrement acidulée chlorhydrique pour enlever les sulfures métalliques ;
la laver de nouveau à l'eau pure, la faire égoutter sur une
toile, puis la faire passer à travers un tamis ou une pas-
soire, de manière à la réduire en une pulpe bien homogène,
qu'il suffira de mélanger et de chauffer avec une quantité
suffisante de miel blanc, pour lui faire acquérir la consistance voulue.

Cette préparation, dont nous possédons des échantillons
préparés depuis plusieurs mois, se conserve parfaitement
sans altération, et sans prendre aucune odeur désagréable ;
le goût lui-même en est assez doux, et nul doute que des
malades, et surtout des enfants, ne prissent facilement ce
médicament qu'on peut toujours, au surplus, aromatiser
avec un adjuvant agréable. Il est probable qu'on n'aurait
plus à craindre cette répugnance que signale Bordeu, en
parlant des malades auxquels on faisait prendre à l'intérieur de la glairine de Cauterets.

La poudre peut se préparer ainsi : laver la barégine à
l'eau pure pour enlever les matières étrangères interpo-
sées, faire sécher la masse d'abord sur des toiles, puis sur
des plaques étamées et chauffées à la vapeur, et réduire en
poudre le résidu obtenu. Ce résidu contient tous les prin-

cipes actifs et même le phosphate calcaire et le composé
ferrugineux qui, dans la préparation précédente, peuvent
avoir sous l'influence de l'eau acidulée, diminué de
quantité (le phosphate de chaux) ou même disparu entièrement (les sulfures métalliques).

Quant aux pilules, on peut, suivant les essais que l'on
désire faire, les préparer avec le mellite ou avec la poudre
elle-même.

Enfin, il est facile de comprendre qu'en prenant, au lieu
de barégine, de la sulfuraire, on pourra obtenir des préparations analogues dans lesquelles, aux principes précédents il faudra joindre l'élément soufre, qui jouit d'une
importance si capitale dans le traitement, par les eaux sulfureuses.

Pour le traitement externe, nous pensons qu'il serait utile
de continuer l'usage de ces corps singuliers, en topiques et en cataplasmes, dont on peut facilement faire varier
la température, comme cela se pratique dans un grand
nombre d'établissements thermaux ; et de plus que la méthode préconisée par M. Dumestre devrait être généralisée.
Ce praticien distingué, dont nous avons précédemment cité
le nom, emploie en effet la barégine sous forme de bains
solides, absolument comme on donne des bains de boue à
Barbotan, à Saint-Amand, etc. N'y aurait-il pas indication
à essayer pareil remède dans le traitement des scrofules ?

Nous terminerons cet aperçu en appelant l'attention sur
une pommade dite *grésilienne*, que M. le docteur Jaubert a
composée avec les produits de Gréoulx, et à laquelle il rapporte d'avantageux résultats.

Nous empruntons à l'auteur les lignes suivantes, par
lesquelles il décrit sa préparation dans une note envoyée
à la commission des eaux minérales de l'Académie.

« Préoccupé, il y a quelques années, par la difficulté de

» manipuler les *barégines*, dont l'application locale, ainsi
» que celle des *boues*, peut souvent aider à la guérison,
» j'eus l'idée, ne pouvant incorporer à un corps gras une
» substance qui tient en suspension une si grande quantité
» d'eau, de la faire entrer dans la confection d'un *cérat* en
» remplacement de l'eau ordinaire et après lui avoir fait
» subir une espèce de trituration... Ce cérat, dont j'ai
» donné la formule dans mon rapport de 1854, sur le ser-
» vice médical des eaux de Gréoulx, a été aujourd'hui mo-
» difié par l'adjonction d'une certaine quantité de graisse
» qui lui donne plus de consistance. Voici cette formule :

Huile.	400 grammes.
Barégine	375 —
Cire.	125 —
Axonge.	100 —

» Pour manipuler les barégines, je les fais triturer en les
» agitant fortement dans une bouteille remplie d'eau. Après
» un moment de repos, les morceaux non déchirés vien-
» nent à la surface ; je les enlève, le reste se dépose au fond
» du vase sous forme de bouillie composée de très petits
» filaments ; je décante, et c'est cette espèce de pâte qui
» sert à la confection de la pommade qui peut être appli-
» quée sur toute espèce d'ulcère ou d'affection de la peau. »

CONCLUSIONS.

A la suite de cette étude, peut-être bien longue, des matières organiques des eaux sulfureuses, je crois, tout en
réclamant l'indulgence pour un travail encore bien impar-
fait, pouvoir en déduire les conclusions suivantes :

1° Toutes les eaux quelles qu'elles soient, renferment
en dissolution une matière organique que M. Lambron a

nommée *hydrose*, et à laquelle nous conserverons ce nom.

2° Cette hydrose, sous l'influence de l'air, des sels, et sans doute aussi des gaz contenus dans l'eau, ne tarde pas à s'organiser et à prendre des formes déterminées et une couleur généralement verte. Cette substance est désignée sous le nom de *véridine* (J. Bourdon) ; c'est un amas souvent confus de nostochs, d'anabaines, d'ulothrices et de naviculaires, conferves qui toutes se développent différemment, suivant la nature des principes minéralisateurs de l'eau, c'est-à-dire que telle ou telle de ces algoïdes prendra plus de développement suivant que l'eau sera saline, ferrugineuse, alcaline ou acidule.

3° Dans les eaux sulfureuses, et sans doute sous l'influence de l'azote qui y est dissous en grande quantité, l'hydrose ne tarde pas à se concréter et à prendre ces apparences variées : glaireuse, onctueuse, blanchâtre ou colorée, dont nous avons longuement parlé. C'est à ces dépôts qu'on assigne le nom de *barégine* ou *glairine*. La soude doit avoir une influence manifeste dans la production de ce composé, car les eaux sulfurées sodiques seules le renferment.

4° Ces eaux sulfureuses donnent également naissance à une algue très bien définie qui se présente sous forme de houppes soyeuses, blanches, nacrées (Luchon), roses (Ax), ou verdâtres (Baréges) : c'est la *sulfuraire*.

Les quatre conditions suivantes : *a b c d* sont nécessaires à sa formation :

a. L'eau dans laquelle la sulfuraire prend naissance est toujours sulfureuse; elle peut être sodique ou calcaire ;

b. La température de cette eau ne doit pas dépasser 44° à 50° c.;

c. L'eau doit contenir, outre le soufre, un principe azoté ;

d. Enfin il faut que l'air ait avec les surfaces un accès facile.

5° La véridine se décompose avec rapidité et ne tarde pas à prendre une odeur des plus infectes et des plus repoussantes.

6° La barégine très pure se conserve, au contraire, sans altération ; mais comme elle est fréquemment mélangée de sulfuraire, et qu'elle renferme souvent de nombreux animalcules infusoires (Olette), toutes substances qui se putréfient rapidement, elle ne tarde pas à prendre, dans bien des circonstances, une odeur qui rappelle celle des intestins gâtés ou des matières excrémentitielles.

7° L'exposition à l'étuve ou un lavage à l'alcool, ou bien à l'eau légèrement acidulée, suffit pour faire disparaître complétement cette odeur, et permet par suite d'employer sans aucun inconvénient ces substances dans un but thérapeutique.

8° La composition de la barégine est très complexe : elle renferme des matières organiques et des principes inorganiques.

La partie organique est formée de deux substances, l'une quaternaire azotée, qui se rapproche un peu par sa composition des matières albuminoïdes, l'autre ternaire, qui rappelle la nature de la cellulose ou des composés analogues. La partie inorganique contient des sulfates, chlorures, phosphates alcalins et terreux, et de la silice en abondance.

9° Cette silice, libre ou combinée à la soude, et interposée entre les molécules de la matière, lui donne l'onctuosité particulière qu'on lui reconnaît.

10° La sulfuraire possède une composition analogue à

celle de la barégine, seulement elle renferme en plus du soufre. Ce dernier y existe à deux états : *a*, cristallisé et souvent interposé entre les mailles de cette conferve ; *b*, faisant partie de sa nature comme principe élémentaire.

11° Sous l'influence de la fermentation, la sulfuraire peut, dans certains cas, donner naissance à une huile essentielle sulfurée analogue à celles qu'on rencontre dans les plantes de la famille des Crucifères.

12° Les barégines et sulfuraires contiennent en outre du fer et du manganèse. Ces métaux y existent également sous deux formes différentes : 1° à l'état d'oxydes et de sulfures interposés ; 2° à l'état d'éléments.

13° La barégine et la sulfuraire contiennent également de l'iode au nombre de leurs éléments, et quelques glairines renferment même des traces d'arsenic (Cauterets).

14° Ces substances peuvent être mises à profit en thérapeutique, soit pour l'usage interne, soit pour l'usage externe.

Pour l'usage interne, nous conseillerons de préparer :

a. Des mellites ou opiats, avec la matière bien lavée et débarrassée ou non, suivant les indications, du phosphate de chaux et des sulfures métalliques.

b. Des poudres avec ces substances desséchées à l'étuve et pulvérisées.

c. Des pilules.

15° Enfin, pour l'usage externe nous proposerons l'emploi de ces matières organiques en topiques ou cataplasmes chauds ou froids, ou en véritables bains solides ; et nous conseillerons aussi de faire de nouveaux essais avec la pommade dont la formule a été proposée par M. le docteur Jaubert de Gréoulx.

Bibliographie des ouvrages qui ont été publiés sur les matières organiques des eaux minérales, et principalement sur celles qu'on rencontre dans les eaux sulfureuses.

1725. — Fantoni. *De thermis valderianis dissertationes duæ.* — Genève, in-8°.

Dans ce mémoire, l'auteur recommande la substance organique à laquelle il donne le nom de *muffæ*, comme un précieux moyen thérapeutique employé en cataplasmes.

1742. — Meighan, médecin anglais, décrit la sulfuraire de Baréges, mais sans la distinguer nettement de la matière glaireuse.

1746. — Th. Bordeu. Traité des eaux minérales du Béarn, et de quelques-unes des provinces voisines. — Amsterdam, 1746-48, in-8°.

1747. — Lemonnier. Examen de quelques fontaines minérales de la France, et particulièrement de celle de Baredge. — Histoire de l'Académie royale des sciences, 1747, p. 259.

1750. — A. Bordeu. Dissertation sur les eaux minérales du Béarn. — Paris, in-12.

1750. — De Secondat. Observations de physique et d'histoire naturelle sur les eaux minérales de Dax, Bagnères, Baréges, etc. — Paris, in-18.

Dans cet ouvrage, l'auteur signale dans la Fontaine de la Reine, à Bagnères, le *fucus thermalis substantia vesiculari superficie reticulari* qui, au dire de Sulh, savant naturaliste anglais, croît aux eaux de Bath, en Angleterre, aux endroits où la température est la plus élevée.

1756. — Carrère. Traité des eaux minérales du Roussillon, contenant une lettre sur les bains froids de Font-Romeu, in-12.

1766. — Bayen. Analyse des eaux de Bagnères-de-Luchon. — Opuscules chimiques, t. I, p. 40-49. — Paris, in-8°, an VI.

1772. — Monnet. Nouvelle hydrologie. — Paris, in-12.

L'auteur y étudie la matière organique des eaux de Plombières.

1772. — Buch'oz. Dictionnaire hydrographique de la France, 2 vol. in-12.

1780. — Duchanoy. Art d'imiter les eaux minérales naturelles. — Paris, in-12.

1781? — Priestley. *Opera*, IV, sect. 33, p. 335, découvre la matière verte qui se forme dans l'eau distillée.

1782. — Senebier. Mémoires physico-chimiques. — Genève, II, p. 1-46.

1785. — Bonvoisin. Analyse des eaux de la Savoie.

1787. — Chaptal. Études inédites sur les glaires d'Ax.

1787. — PILHES. Traité analytique et pratique des eaux thermales d'Ax
et d'Ussat. — Pamiers, in-8°.

1788. — FOURCROY et DELAPORTE. Analyse chimique de l'eau sulfureuse d'Enghien, pour servir à l'histoire des eaux sulfureuses en général, in-8°. — Revue médicale, V, 389.

1801. — VAUQUELIN. Analyse des eaux de Plombières. — Annales de
chimie, XXXIX, 173, an IX.

1802. — GIROD-CHARTRANS. Recherches chimiques et microscopiques
sur les conferves, les cisses et les tremelles. — Paris, in-4°.

1803. — VAUCHER. Histoire des conferves d'eaux douces. — Genève,
in-4°.

1803. — VAN MARUM. Sur la transformation des conferves en tourbe.
— Annales du Muséum, II, p. 91.

1807. — LESNE. Inspection des hôpitaux militaires. — Notice sur la
ville d'Acqui et ses eaux thermales.

L'auteur y signale deux conferves : l'*Ulva labyrinthiformis* et le
Marchantia, utilisés comme topiques.

1808. — DISPAN. Études inédites sur les glaires d'Ax.

Ce travail et celui de Chaptal (1787), sont rapportés dans le mémoire de Magnes-Lahens, cité plus bas.

1812 et 1819. — Dictionnaire des sciences médicales, en 60 volumes,
I, 467 et XXXVI, 587.

1813. — POUMIER. Analyse et propriétés des eaux minérales et thermales des Hautes et Basses-Pyrénées. — Paris, Fontainebleau,
in-8°.

Il rapporte dans cet ouvrage plusieurs essais entrepris sur les glaires
des Pyrénées.

1815. — Don CARLOS DE GIMBERNAT. Analyse des eaux d'Aix, en Savoie. — *Rep. fur die pharma.*, XIV, p. 264, cah. 2. — Bibliothèque
universelle, XI, 160. — Journal de pharmacie, 2e série, t. I, 1821.

C'est Gimbernat qui a donné le nom de zoogène à la matière onctueuse contenue dans les eaux minérales de Budeck et dans celles
d'Ischia (Naples).

1818. — Dictionnaire des sciences naturelles, t. X, p. 265.

1823. — MAGNES-LAHENS. Analyse des eaux d'Ax. — Toulouse, broch.
in-8°.

Il rapporte les essais de Chaptal et de Dispan.

1823. — LONGCHAMP. Note sur les eaux sulfureuses de Baréges, Cauterets, Saint-Sauveur (Hautes-Pyrénées). — Annales de chimie et de
physique, 2e série, t. XXII, 156.

1825. — VAUQUELIN. Analyse de la matière verte des eaux de Vichy.
— Annales de chimie et de physique, 2e série, t. XXVIII, p. 98.

1827. — ANGLADA. Des glaires des eaux minérales sulfureuses et de la matière pseudo-organique que ces eaux entraînent. — 2e Mémoire. — Mémoires pour servir à l'histoire générale des eaux minérales sulfureuses et des eaux thermales. — Paris, Montpellier, 1827-28, 2 volumes in-8°.

1828. — ALIBERT. Nouveaux éléments de thérapeutique, 4e édition, t. II, p. 637.

1829. — A. RICHARD et ROBIQUET. Annales de chimie et de physique, 2e série, t. LX, p. 5.

1829. — MÉRAT et DELENS. Dictionnaire de matière médicale et de thérapeutique générale, t. I, p. 529.

1832. — BIAGOLETTO (de Trieste). *Di alcune alghe microscopiche.*

1835. — DUTROCHET. Comptes rendus de l'Académie des sciences, 26 octobre 1835, t. I, p. 286.

1835. — BORY DE SAINT VINCENT et ROBIQUET. Note sur les eaux de Néris. — Comptes rendus de l'Académie des sciences, t. I, p. 48 à 191. — Annales de chimie et de physique, 2e série, t. LX, p. 5.

1835. — LONGCHAMP. Réclamation au sujet de la barégine. — Comptes rendus de l'Académie des sciences, t. I, p. 56.

1836. — TURPIN. Étude comparative de la barégine de M. Longchamp, observée dans les eaux de Baréges, et de la barégine de M. Robiquet, recueillie à Néris. — Comptes rendus de l'Académie des sciences, 4 janvier 1836, t. II. — Journal de chimie médicale, 2e série, t. II, p. 225.

1836. — A. SÉGUIER. Quelques observations faites pendant les mois d'août et de septembre 1836, à Luchon. — Comptes rendus de l'Académie des sciences, III, p. 604.

1837. — PATISSIER et BOUTRON. Manuel des eaux minérales de France. — Paris, in-8°.

1837. — FONTAN. Le Temps, journal. 16 août 1837.
L'auteur annonce avoir reconnu la sulfuraire dans les eaux sulfurées d'Enghien.

1838. — FONTAN. Recherches sur les eaux minérales des Pyrénées. — Paris, in-4°.

1838. — BONJEAN. Analyse chimique des eaux minérales d'Aix, en Savoie. — Chambery, in-8°.

1840. — CHENU. Essai pratique sur l'action thérapeutique des eaux minérales. — Paris, in-8°, p. 377.

1841. — BOUIS. Analyse des eaux sulfureuses de Moligt (Pyrénées-Orientales), avec une notice médicale par M. le docteur P. Massot.

1842. — O. HENRY. Analyse des eaux de Challes (Savoie). — Revue des eaux minérales, numéros de septembre et octobre 1842. — Bulletin de l'Académie de médecine, t. VIII, p. 94. — Journal de pharmacie et de chimie, 3e série, 1842, t. II, p. 48.

Dans ce mémoire, l'auteur signale l'iode dans la glairine et la sulfuraire qui prennent naissance dans cette eau.

1843. — O. Henry. Analyse des eaux d'Evaux (Creuse), entreprise par ordre du ministre de l'agriculture et du commerce. — Bulletin de l'Académie royale de médecine, t. IX, p. 656, et Journal de pharmacie et chimie, 3e série, t. VI, p. 124.

Dans ce mémoire, l'auteur reconnaît l'iode dans les conferves d'Evaux, puis dans celles de Néris, Vichy, Saint-Honoré, Cusset, Hauterive, etc.

1845. — O. Henry et Pailhasson père et fils. Recherches de l'iode dans les barégines des eaux chaudes de Baréges, de Barzun et de Cauterets. — Bulletin de l'Académie royale de médecine, t. XI, p. 451.

1845. — O. Henry. Existence de l'iode dans les eaux sulfureuses et dans la barégine. Broch. in-8°. — Journal de pharmacie et de chimie, 3e série, t. VII, p. 15.

1845. — O. Henry. Analyse de l'eau ferro-crenatée de Forges-les-Eaux (Seine-Inférieure). — Paris. Broch. in-8°. — Bulletin de l'Académie royale de médecine, t. X, p. 985.

1846. — Riegel. Remarque dans une eau saturée d'hydrogène sulfuré et exposée à l'air, la formation d'un produit qu'il nomme *barégine artificielle* (*Jahrb, für pr. pharm.*, t. VII, p. 364). — Berzelius, Comptes rendus des progrès de la chimie. 1846, p. 489.

1849. — Bonjean. Sur les conferves des eaux d'Aix (Savoie). — Journal de pharmacie et de chimie, 3e série, t. XV, p. 321.

1850. — Bonjean. Analyse chimique de l'eau de Marlioz (Savoie). — Chambéry. Broch. in-8°.

1850. — Le Bret. Note sur les conferves qui croissent dans les bassins de l'établissement thermal de Néris. — Comptes rendus de la Société de biologie, t. II, p. 190.

1852. — Bouis fils. Note sur les eaux thermales alcalines, sulfureuses et non sulfureuses d'Olette (Pyrénées-Orientales). — Perpignan. Broch. in-8°. — Comptes rendus de l'Académie des sciences, t. XLI, p. 1161.

1852. — O. Henry, Signale de nouveau l'iode dans les conferves de Saint-Honoré (Nièvre). — Journal de pharmacie et de chimie, 3e série, t. XXI, p. 401.

1853. — C. Alibert. Traité des eaux d'Ax, in-8°. — Rapport manuscrit. Archives de l'Académie de médecine.

1853. — FONTAN. Recherches sur les eaux minérales des Pyrénées, de
l'Allemagne, de la Belgique, de la Suisse et de la Savoie. 2e édition.
— Paris, in 8".

1853. — FILHOL. Eaux minérales des Pyrénées. — Paris, Toulouse,
in-12.

Dans cet ouvrage, l'auteur consacre un long chapitre à l'étude des
matières organiques des eaux des Pyrénées.

1853. — FORICHON. Les eaux de Néris. — Propos médical, in-18.

1854. — BECQUEREL et de LAURÈS. Annales de la Société d'hydrologie,
t. I, p. 205.

Dans ce mémoire, les auteurs rappellent que MM. O. Henry et Leconte ont tous deux signalé dans ces conferves, le premier l'iode, le
second le manganèse.

1854. — LAMBRON. Des matières organiques et organisées des eaux sulfureuses et en partie de l'origine et de la formation de la substance
connue sous le nom de barégine. — Annales de la Société d'hydrologie
médicale, t. I, p. 245.

1854. — CAZIN. Contribution à l'histoire des eaux sulfurées des Pyrénées. — Recherches et observations sur les matières organiques et
organisées des eaux thermales sulfurées des Pyrénées, connues sous
les noms de glairine ou barégine et de sulfuraire. — Annales de la
Société d'hydrologie médicale, t. I, p. 254, — Journal de pharmacie
et de chimie, 3c série, t. XXVIII, p. 475.

1855. — RICHOND DES BRUS. Notice sur les eaux thermales de Néris.

1855. — O. HENRY et LHÉRITIER. Hydrologie de Plombières. — Paris,
in-8°. — Journal de pharmacie et de chimie, 3e série, t. XXVIII,
p. 333, 408 (Extrait).

1855. — FILHOL. Résumé d'un travail sur les eaux des Pyrénées. —
Comptes rendus de l'Académie des sciences, t. XLI, p. 693.

1856. — GERHARDT. Traité de chimie organique, t. IV, p. 536. — Paris.
4 vol. in-8°.

1857. — AULAGNIER. Recherches sur la glairine ou barégine des eaux
minérales. (Rapport de M. J. Bourdon à l'Académie de médecine.) —
Bulletin de l'Académie impériale de médecine, t. XXII, n° 24,
p. 1220.

1858. — L. SOUBEIRAN. Essai sur la matière organisée des sources sulfureuses des Pyrénées. — Broch. in-8°, Paris. — Journal de pharmacie et de chimie, 3e série, t. XXXIII, p. 199, 266, 421, et
t. XXXIV. p. 27 (Extrait).

1858. — LEFORT. Études chimiques sur les eaux thermales et minérales de Néris. — Annales de la Société d'hydrologie, t. IV, p. 316.

1858. — LECONTE. Rapport sur l'iode des eaux de Vichy et les moyens de déceler ce corps dans les eaux qui en renferment. — Annales de la Société d'hydrologie, IV, p. 385.

L'auteur rapporte avec une scrupuleuse exactitude la découverte de l'iode dans les conferves et produits analogues.

1858. — OSSIAN HENRY père et fils. Traité pratique d'analyse chimique des eaux minérales. — Paris, in-8°. — Chapitre V. — Des végétaux et des animaux qui vivent dans les eaux minérales, p. 149.

1859. — CAZIN. Rapport sur les conferves de Valdieri (Piémont), et sur divers spécimens tant de champignons que de conferves, recueillis dans les thermes de Saint-Honoré-les-Bains (Nièvre). — Annales de la Société d'hydrologie, t. V, p. 290.

Paris. — Imprimerie de L. MARTINET, rue Mignon, 2.